BEI GRIN MACHT SICH IHR
WISSEN BEZAHLT

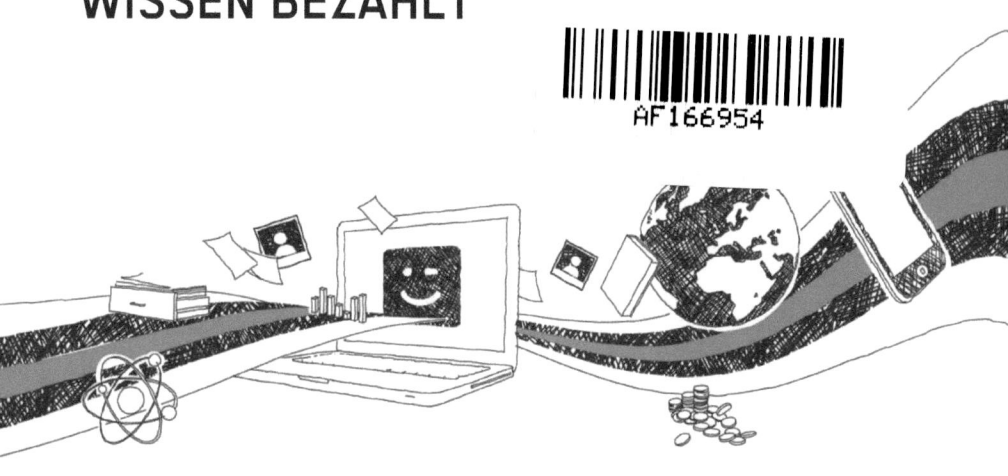

- Wir veröffentlichen Ihre Hausarbeit,
  Bachelor- und Masterarbeit

- Ihr eigenes eBook und Buch -
  weltweit in allen wichtigen Shops

- Verdienen Sie an jedem Verkauf

Jetzt bei www.GRIN.com hochladen
und kostenlos publizieren

Selbst- und Zeitmanagement. Eisenhower-Methode, ALPEN-Methode und Pomodoro-Methode

Sophia Schinko

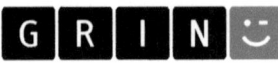

Bibliografische Information der Deutschen Nationalbibliothek:

Die Deutsche Nationalbibliothek verzeichnet diese Publikation in der Deutschen Nationalbibliografie; detaillierte bibliografische Daten sind im Internet über http://dnb.d-nb.de abrufbar.

ISBN: 9783346598165
Dieses Buch ist auch als E-Book erhältlich.

© GRIN Publishing GmbH
Nymphenburger Straße 86
80636 München

Druck und Bindung: Books on Demand GmbH, Norderstedt Germany
Gedruckt auf säurefreiem Papier aus verantwortungsvollen Quellen

Das vorliegende Werk wurde sorgfältig erarbeitet. Dennoch übernehmen Autoren und Verlag für die Richtigkeit von Angaben, Hinweisen, Links und Ratschlägen sowie eventuelle Druckfehler keine Haftung.

Das Buch bei GRIN: https://www.grin.com/document/1172506

Inhaltsverzeichnis

Abbildungsverzeichnis

1.Aufgabe: Drei Methoden des Selbst- und Zeitmanagements

1.1 Die Eisenhower-Methode

Die Eisenhower-Methode auch Eisenhower Matrix genannt, führt auf den gleichnamigen General und späteren US-Präsidenten Dwight D. Eisenhower zurück[1]. Er diente als Namensgeber für die Eisenhower-Methode. Eisenhower soll einmal gesagt haben[2]: „Ich habe zwei Arten von Problemen. Die dringenden und die wichtigen. Die dringenden sind nicht wichtig und die wichtigen sind nie dringend"[3]. Hierbei ist zu erwähnen, dass es keine Nachweise dafür gibt, dass der namensgebende US-Präsident die Methode auch selbst praktiziert oder gelehrt hat. Das Ziel der Eisenhower Methode ist es, sich die eigenen Aufgaben im Alltag, Beruf oder auch Studium nach den Parametern "Wichtigkeit und Dringlichkeit" einzuteilen. Dadurch wird schnell klar, welche Aufgaben umgehend erledigt werden sollten und welche auf einen späteren Zeitpunkt gelegt werden können. Die Aufgaben werden nach der Eisenhower-Methode anhand einer vier Dimensionen-Matrix unterteilt. Sie besteht aus den Bereichen A, B, C und D.

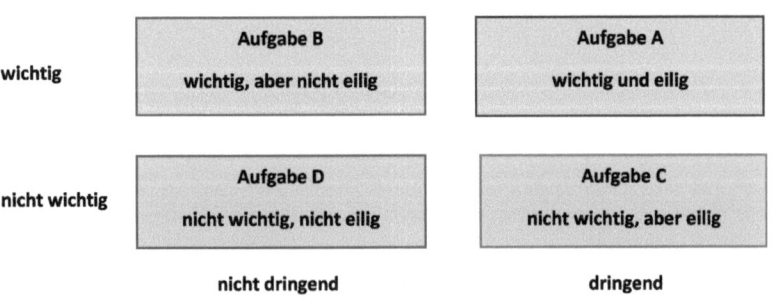

Abbildung 1 - Eisenhower-Methode,
eigene Darstellung

Wenn diese Methode auf ein Praxisbeispiel einer Person, die neben dem Beruf noch ein Fernstudium absolviert projiziert wird, kann folgendes daraus entnommen werden:

1 Vgl. Mai (2018), S. 180
2 Vgl. Frey (2016)
3 Vgl. Eisenhower Präsident von 1953 bis 1961

Aufgabe A: wichtig und eilig

Hier werden alle Aufgaben eingeordnet, die sowohl wichtig sind als auch schnellstmöglich erledigt werden müssen. Darunter fallen bspw. Hausarbeiten, die bereits am Folgetag abgegeben werden müssen, oder Onlinevorlesungen, welche zu einer festen Uhrzeit stattfinden und nicht verschoben werden können.

Aufgabe B: wichtig, aber nicht dringlich

Hier werden alle Aufgaben eingeordnet, die wichtig aber nicht dringend bzw. eilig sind. Am Beispiel des vollzeitbeschäftigten Fernstudenten könnte man hier die Bachelorarbeit nennen. Diese ist sehr wichtig für den Abschluss, kann aber im ersten Semester noch nicht bearbeitet werden, ist also nicht so dringlich.

Aufgabe C: nicht wichtig, aber dringlich

Hier werden alle Aufgaben eingeordnet, die wichtig, aber nicht dringlich sind. In den meisten Fällen finden sich hier Aufgaben wieder, die ohne Probleme an eine dritte Person delegiert werden können. Im Fernstudium ist der Aufgabenbereich C sehr schwer umzusetzen. Die zu erlernenden Bereiche im Studium sind nicht delegierbar. Hausarbeiten, Einsendeaufgaben und Klausuren müssen für einen erfolgreich anerkannten Abschluss vom Studierenden selbst verfasst werden. Der Studierende könnte allerdings im privaten Bereich einige Aufgaben an den Partner oder die Familie delegieren wie bspw. Einkäufe.

Aufhaben D: nicht wichtig und nicht dringlich

In der Kategorie D handelt es sich um Aufgaben, die weder wichtig noch dringlich sind. Bezogen auf ein Fernstudium sind hier Aufgaben gemeint, welche im privaten Bereich des Studierenden liegen wie bspw. Freizeitgestaltung oder Hobbies.

Wie bereits in den o. g. Aufgaben A, B, C und D erwähnt, macht eine Umsetzung der Eisenhower-Methode auf Studierende Sinn. Gerade am Anfang eines Studiums ist die Priorisierung der einzelnen Module nach Wichtigkeit und Dringlichkeit schwer. Die Reizüberflutung und damit verbundene Überforderung machen sich oft negativ in den Bereichen Konzentration und Leistungsfähigkeit bemerkbar. Um das zu vermeiden und strukturiert an das Studium herangehen zu können, sollte man sich bewusst machen, welche Aufgaben den Vorrang haben. Den Spagat zwischen Arbeit, Studium und Privatleben zu bewältigen ist nicht einfach, da viele private Vergnügen in der Studienzeit hintenanstehen müssen, sie werden also als nicht wichtig und nicht dringlich priorisiert. Durch die eigene Einteilung der zu erledigenden Aufgaben nimmt der Studierende sich selbst den Druck, alles und jedem gerecht werden zu wollen und fokussiert sich auf die Bereiche, welche für ihn wichtig sind.

1.2 Die ALPEN-Methode

Entwickelt wurde die ALPEN-Methode ursprünglich vom deutschen Wissenschaftler und Zeitmanagement-Experten Lothar Seiwert. Sie zählt zu den populärsten Zeitmanagement-Methoden unserer Zeit. ALPEN ist ein Akronym und steht für die fünf Elemente aus dem Selbst- und Zeitmanagement.

Das A steht dafür, sich die anstehenden Aufgaben aufzuschreiben. Als anstehende Aufgaben wird alles bezeichnet, was an diesem Tag erledigt oder bearbeitet werden muss. Vergleichbar mit einer To-Do-Liste werden die Aufgaben nicht nach einem Schema oder nach einer Reihenfolge, wie bei der Eisenhower-Methode sortiert. Es ist also egal, welcher Punkt zuerst oder zuletzt auf der Liste steht. Diese Liste sollte, wenn möglich, immer einen Tag im Voraus verfasst werden.

Das L steht für die Länge bzw. Dauer der notierten Aufgaben. Hier sollte man versuchen, möglichst realistisch zu bleiben. Dieser Vorgang kann etwas Übung erfordern. In manchen Fällen ist es aber auch so, dass die zu erledigenden Aufgaben bereits einmal in der Vergangenheit bearbeitet wurden. Das kann bei der Planung von enormer Wichtigkeit sein und als Orientierungshilfe dienen. Aufgaben und deren Ablauf sollen außerdem mit einer konkreten Uhrzeit notiert werden, da sie nicht flexibel innerhalb der Planung verschoben werden können. Aufgaben, die nicht wichtig sind, sollten auch nicht mit einer zu langen Zeitangabe kalkuliert werden. Das Notieren der Dauer einer Aufgabe kann im Nachhinein aufzeigen, wie gut die eigene Selbsteinschätzung funktioniert

Das P steht für den einzuplanenden Puffer, um die gesetzten Ziele realistisch erreichen zu können. Der Zeitpuffer sollte mit ungefähr 40 Prozent der vorhandenen Zeit eingeplant werden, da es immer wieder zu ungeplanten Störungen während der Bearbeitung der Aufgaben kommen kann. Es ist zu beachten, dass in diesen 40 Prozent keine Pausen eingeplant sind. Diese müssen separat geplant werden.

Das E steht für die Entscheidung. Hierbei handelt es sich um den wichtigsten Schritt der ALPEN-Methode. Hier wird entschieden, welche Aufgaben wichtig sind und welche nicht. Die Entscheidung über Aufschub oder sofortige Erledigung muss getroffen werden, denn es ist unerlässlich, in diesem Bereich Prioritäten zu setzen. Aufgaben, die nicht wichtig sind, werden von der Liste gestrichen, an andere delegiert oder auf einen anderen Tag verschoben. Hier finden sich wieder Parallelen zu der oben genannten Eisenhower-Methode. Es zeigt sich, dass die Eisenhower-Methode in diesem Schritt unterstützend genutzt werden kann.

Das N steht für die Nachkontrolle. Es ist wichtig, sich selbst reflektieren zu können. Sobald die genannten Aufgaben am Ende eines Tages erledigt wurden, wird eine Bilanz gezogen. Die Planung wird in diesem Schritt nochmal kontrolliert. Fehleinschätzungen und Planungsfehler gehören zu den Erfahrungen, an denen man bei dieser Methode wächst. Durch die Selbstreflektion lernt man seine persönliche Leistungskurve kennen. Dementsprechend braucht man zu bestimmten Tageszeiten etwas länger, oder erledigt dort besser Routineaufgaben. Diese Erfahrungen fließen ebenfalls in die nächste Tagesplanung mit ein[4].

Für Studierende eignet sich diese Methode aufgrund ihrer Strukturiertheit. Die ALPEN-Methode benötigt für die Umsetzung bzw. die Auswertung teilweise zwar viel Zeit, ist aber im Endergebnis effektiv. Man lernt Störmanöver schneller zu erkennen und diese auszublenden. Die Zeiteinteilung kann dem Studierenden helfen, besser mit dem Druck zwischen Arbeit und Studium umzugehen. Durch die Priorisierung von Aufgaben, die sofort erledigt werden müssen und Aufgaben, die auf einen späteren Zeitpunkt verschoben werden können, bearbeitet der Studierende die wichtigen Aufgaben gewissenhafter und konzentrierter.

---

4 Vgl. Mai (2018) S. 183

1.3 Die Pomodoro-Methode

Die Pomodoro-Methode wurde im Jahr 1980 von dem Italiener Cirillo entwickelt, um Aufgaben effektiver erledigen zu können. Um produktiver zu werden, wechseln Phasen konzentrierter Arbeit mit regelmäßigen Pausen ab. Diese Intervalle nennt Cirillo Pomidori. Das Ziel der Methode ist es, die eigene Produktivität und vor allem Effizienz zu steigern. Bei der Pomodoro-Methode werden die vorhandene Zeit und das geplante Arbeitspensum in mehrere Abschnitte bzw. Teilaufgaben zu je 25 Minuten eingeteilt. Nach jeder Einheit wird eine kurze fünfminütige Pause eingelegt. In den Pausen sollte man nicht an die bevorstehende Arbeit denken, sondern versuchen zu entspannen. Nach jeder Pause wird die Uhr erneut auf 25 Minuten gestellt und in dieser Zeit hoch konzentriert gearbeitet. Durch die relativ kurze Arbeitszeit von 25 Minuten, soll die Produktivität kontinuierlich auf einem hohen Level gehalten werden. Dieser Ablauf wird viermal wiederholt. Nach der vierten Einheit wird eine größere Pause von 30 Minuten eingelegt. Für Studenten eignet sich diese Methode besonders. Sie ist eine leicht umsetzbare Methode des Zeitmanagements und kann helfen, Stress- und Überforderung aufgrund Zeitmangels zu reduzieren, wodurch sich ein effizienteres Arbeiten erreichen lässt. Durch die festen Arbeits- und Pausenphasen hat das Gehirn Zeit, das Gelernte aufzunehmen und zu verarbeiten. Die Methode bringt zusätzlich ein hohes Maß an Struktur in den Tagesablauf der jeweiligen Person. Durch diese Struktur lassen sich Störungen eher ausblenden und vermeiden. Wer Ablenkungen erfolgreich vermeidet, erledigt seine zentrale Aufgabe fokussierter.

Zu Beginn wird nur eine Küchenuhr, ein Stift und ein Blatt Papier benötigt. Selbstverständlich können neben den mechanischen Hilfsmitteln wie der Küchenuhr auch digitale Medien wie bspw. YouTube bei der Umsetzung helfen. In jedem Fall ist es wichtig die Zeiten genauestens einzuhalten. Durch die vorherige Unterteilung der Teilaufgaben wird versucht, eine Überforderung der Person zu vermeiden. Nach jeder Einheit kann eine Teilaufgabe, welche man sich im Voraus notiert hat, gestrichen werden, wodurch dem Studierenden das Gefühl eines Erfolges vermittelt wird. Diese Methode erfordert ein hohes Maß an Selbstdisziplin

2. Aufgabe: Kritische Reflektion zum Thema PowerPoint Präsentation

2.1 Die Geschichte des Präsentationsmediums PowerPoint

Die Geschichte der PowerPoint Präsentation findet ihren Ursprung bei ihrem Vorgängermodell, dem Overheadprojektor. Dieser wurde jahrelang als Medium für Präsentationen verwendet. Mithilfe einer Folie und einem Stift, konnte man so die wichtigsten Informationen eines Vortrags schriftlich festhalten oder auch bildhaft veranschaulichen. Die Folie wurde durch den Overheadprojektor an die Wand projiziert und war so für das ganze Publikum sichtbar. Zu Beginn stand die Vereinfachung der Folienerstellung im Vordergrund. Diese Idee wandelte sich im Laufe der Zeit von dem ursprünglichen Vereinfachen eines Vortages, bis hin zu einer kompletten Präsentation, die über den PC erstellt werden konnte, ohne dabei mechanische Hilfsmittel zu Hilfe zu nehmen. Im Jahr 1987 setzte sich die PowerPoint Präsentation unter dem Namen Presenter, als dominierendes Präsentationsmedium durch. Nachdem die Firma Microsoft das Programm gekauft hatte, musste sie aus urheberrechtlichen Gründen den Namen von Presenter auf PowerPoint abändern.

2.2 Was ist Power Point

Computergestützte Programme haben sich in den letzten Jahren explosionsartig ausgebreitet. Viele Unternehmen aber auch Privatpersonen wie bspw. Studierende greifen bei Vorträgen oder Präsentationen auf das bekannte Programm PowerPoint zurück. Mittlerweile zählt PowerPoint zu den am häufigsten verwendeten Präsentationsprogrammen unserer Zeit. Im Jahr 2018 wurde deutschlandweit eine Umfrage mit 1.022 Befragten zwischen 18 und 69 Jahren gestartet. Die Auswertung hat ergeben, dass 23,9 Prozent PowerPoint mehrmals die Woche für die Erstellung von Präsentationen verwenden. 17,4 Prozent der Befragten nutzen das Programm sogar täglich. Lediglich drei Prozent der Befragten haben angegeben, das Programm selten bzw. nie zu verwenden

---

5 Vgl. Statista i-pointing; Innofact

PowerPoint ist ein Präsentationsprogramm, das einfach und intuitiv zu bedienen ist. Die Präsentationen sind vergleichbar mit Diashows. Um eine Botschaft oder eine Geschichte zu vermitteln, teilen Sie diese in Folien auf. Jede Folie ist dabei am Anfang ein leerer Zeichenbereich für Bilder, Wörter, Grafiken oder Tabellen. Durch das Befüllen der Folien mit Informationen, soll die Geschichte so gut wie möglich erzählt und dem Publikum vermittelt werden.

PowerPoint ist aus vielen Bereichen nicht mehr wegzudenken. Sowohl Präsentationen als auch Tabellen oder Grafiken können hierüber abgebildet werden. Bei der Erstellung der PowerPoint Präsentation ist, wie auch bei anderen Präsentationsmedien, darauf zu achten, dass sie für das Publikum sowohl interessant als auch nachvollziehbar ist.

PowerPoint Präsentationen sind meist komplexer als man auf den ersten Blick vermuten würde. Um eine Präsentation anschaulich und auch verständlich für das Publikum zu gestalten, gilt es einige Vorschläge bzw. Empfehlungen zu beachten. Die Qualität einer Präsentation ist einerseits abhängig von der Gestaltung und dem Inhalt aber auch von der Kommunikation zwischen Präsentator und Publikum.

2.3 Probleme und Kritik

In der Öffentlichkeit wird das Thema PowerPoint Präsentationen stark kritisiert. Edward Tufte, ein US-amerikanischer Informationswissenschaftler und Grafikdesigner, schrieb zu dem Thema PowerPoint Präsentationen ein Buch mit dem Titel *The Cognitive Style of PowerPoint: Pitching Out Corrupts Within*[6]. Er möchte in diesem Buch auf die negative Qualität von PowerPoint Präsentationen aufmerksam machen. Er ist der Meinung, dass die Präsentationen durch PowerPoint nicht ergänzt werden, wie anfangs beschlossen, sondern diese nach und nach komplett ersetzten wird. Des Weiteren ist er der Auffassung, dass die verschiedenen Grafiken, Animationen und Videos immer wieder vom eigentlichen Thema ablenken und der kognitive Stil des Publikums dadurch verändert wird. Das bedeutet, dass der Stil, wie die Menschen Informationen aufnehmen und bearbeiten, durch den Einsatz von PowerPoint gestört ist. Dieser Meinung gegenüber steht Ed Nixon[7]. Er macht schließlich auf die veränderten Kommunikationsformen und Anforderungen am Arbeitsplatz aufmerksam und

6. Edward Tufte (2003)

7. Ed Nixon (2003)

sieht die neuen Gepflogenheiten nicht als Qualitätsverlust, sondern als Anpassung an neue Verhältnisse. Seit 2006 gab es vermehrt wissenschaftliche Studien zu den Effekten von PowerPoint. Daraus wurden zwei große Teilgebiete mit der Kritik an PowerPoint erstellt[8].

Im ersten Gebiet geht es um die negativen Einflüsse auf die Darstellung von Inhalten. Hierunter fallen Sequenzing und Bulleting

Sequenzing ist der erste Kritikpunkt in diesem Bereich. Bei PowerPoint Präsentationen wird aufgrund der Übersichtlichkeit nur eine kleine Menge an Informationen und somit auch an Text auf die einzelnen Folien geschrieben. Je nachdem wie groß der Themenbereich ist kommt es vor, dass hierfür mehrere aufeinanderfolgende Folien bearbeitet und besprochen werden müssen. Das Problem hierbei ist, dass bei längeren Sequenzen oftmals die eigentliche Fragestellung in Vergessenheit gerät oder kein Zusammenhang mehr hergestellt werden kann. Um den roten Faden bei einer Präsentation dieser Art nicht zu verlieren, dürfen Fragen häufig erst nach Beendigung des Themenfelds gestellt werden. Das schränkt die Kommunikation zwischen Präsentator und Publikum enorm ein.

Listen mit Bullet Points findet man auf PowerPoint Folien, diese bezeichnet man auch als Bulleting Für eine stichpunktartige Auflistung werden im PowerPoint sogenannte Bullet Points verwenden. Durch solche Stichpunkte können Prioritätenlisten oder Zugehörigkeiten dargestellt werden. Pro Folie darf aber maximal eine Variante dieser Bullet Points verwendet werden. Viele Präsentatoren verwenden daher Aufzählungspunkte. Durch diese Vorgehendweise wird die Illusion über Klarheit erzeugt. Zusätzlich findet in den meisten Fällen keine argumentative Begründung mehr statt[9.]

Im zweiten Gebiet geht es um den Einfluss auf die Kommunikation zwischen Präsentator und Publikum. In diesen Bereich fallen Dominating und Over-Aestheticizing darunter.

PowerPoint hat in seiner Darstellung einen sehr dominanten Stil. Dieser Stil wird dem Publikum bei einer Präsentation sozusagen aufgezwungen. Hierdurch

---

8 vgl. Kernbach/Bresciani (2013), S. 345-346
9 vgl. Kernbach/Bresciani (2013) S. 347-348

entsteht eine autoritäre Beziehung zwischen Publikum und Präsentator. Durch die autoritäre Beziehung und die damit verbundene Distanz zwischen Präsentator und Publikum finde ein reduzierter Austausch und geringere Diskussionsmöglichkeiten statt. Dies wird Dominating genannt.

Die Präsentationsform PowerPoint hat viele Vorlagen für Designs der Folien. Oft wird die Gestaltung der Präsentation in den Vordergrund gestellt. Der Präsentator gibt sich viel Mühe, um seine Präsentation so anschaulich wie möglich aufzubauen. Dadurch tritt jeglicher Inhalt des Vortrages in den Hintergrund. Durch das Design kann fälschlicherweise der Eindruck erweckt werden, eine fehlerfreie und makellose Präsentation vorgestellt bekommen zu haben. Dadurch werden im Nachgang auch weniger oder gar keine Fragen zu dem Thema gestellt. Dieses Phänomen nennt man Over-Aestheticizing.

2.3 Positive Aspekte und Alternativen zu PowerPoint

Durch den Einsatz einer PowerPoint Präsentation ist man gezwungen, sich mit dem zu präsentierenden Thema auseinanderzusetzen. Der Präsentator muss sich das zu präsentierende Thema verinnerlichen, um einen strukturierten Aufbau und damit verbunden Ablauf gewährleisten zu können. Aufgrund seiner linearen Darstellung eignet sich PowerPoint vor allem für klassische und seriöse Themen. Die benötigen Informationen des Themas können beliebig angeordnet werden, dennoch findet die Präsentation nach einem linearen Muster statt. Das Einfügen von Texten, Grafiken oder Tabellen ist sehr einfach und deshalb auch für Einsteiger gut geeignet. Die Referenzansicht in PowerPoint ermöglicht es dem Präsentator, Notizen währen der Präsentation anzuzeigen. Somit ist das zusätzliche Verwenden von Karteikarten zur Gedankenstütze nicht mehr nötig. Ein weiterer Vorteil liegt darin, dass sich das Programm auf der Festplatte befindet und somit über viel Speicherplatz verfügt. Die Anwendung von PowerPoint ist sehr anpassungsfähig und präsentationsorientiert

Seit 2009 gibt es neben PowerPoint ein weiteres, sehr verbreitetes und immer weiterwachsendes Präsentationsprogramm namens "Prezi". Hierbei handelt es sich um eine rein webbasierte Präsentationssoftware. Das bedeutet, dass die Präsentationen online erstellt und in der Regel auch aus dem Web heraus präsentiert werden. Hierfür ist immer ein online Zugang erforderlich. Anders als bei PowerPoint Präsentation gibt es nicht mehrere Folien, sondern nur ein großes Blatt. Den Aufbau kann man mit einer Mindmap vergleichen. Je nach gewünschter Reihenfolge, können die einzelnen Felder bearbeitet und mit Inhalten verknüpft werden. Somit entsteht das Gefühl einer Verbindung der Elemente. Der größte Unterschied zu PowerPoint liegt darin, dass das Programm Prezi non-linear ist und somit zahlreiche Möglichkeiten in der Präsentation offenlässt. Prezi ist vor allem für kürze Präsentationen geeignet. Bei größeren, umfangreicheren Präsentationen wird das Medium PowerPoint immer noch bevorzugt.

Letztendlich sollte sowohl eine Präsentation über PowerPoint als auch über Prezi als visuelle Unterstützung für den Präsentierenden und auch das Publikum fungieren. Bei beiden Programmen sollte man sich nicht auf die visuellen Effekte verlassen, denn eine Software allein macht noch lange keine gute Präsentation aus. Mit PowerPoint lassen sich größere, lineare Themen übersichtlich präsentieren. Prezi hingehen zeigt vielmehr Zusammenhänge auf und bietet viel Raum für die eigene Kreativität.

3. Aufgabe: Zeit hat eine psychosoziale Dimension

3.1 Definition Zeit

Die Frage, was Zeit ist, beschäftigt die Menschen seit Jahrtausenden. Allgemein wird davon ausgegangen, dass die Zeit voranschreitet. Das Voranschreiten der Zeit wird von einem Künstler Namens *Salvador Dali im Jahr 1931* verbildlicht. Er malte ein Ölgemälde, auf dem verschiedenen Uhren zu sehen sind. Auf der linken sitzt eine Fliege, welche symbolisieren soll, wie die Zeit verfliegt. Eine weitere wird von Ameisen zerfressen, sinnbildlich für die Vergänglichkeit und den Verfall der Zeit.

Es gibt nicht nur eine Definition für Zeit. Je nachdem, welche Gruppe an Menschen man befragt, erhält man eine unterschiedliche Definition bzw. Auffassung zum Thema Zeit. Ältere Menschen gehen mit dem Begriff Zeit vermutlich sehr viel sensibler um wie jüngere Menschen.

Die Zeit ist allgegenwärtig, sie bestimmt das Hier und Jetzt, aber auch die Vergangenheit und Zukunft. Was wir wissen ist, dass die Zeit nach unseren Maßstäben messbar ist. Die messbaren Parameter wie eine Armbanduhr oder das Smartphone tragen wir jederzeit bei uns.

Zeit ist untrennbar mit Veränderung verbunden. Wo es keine Veränderungen gibt, gibt es auch keine Zeit und umgekehrt. Wenn wir uns unsere Zukunft vorstellen, bspw. wo wir arbeiten- oder mit wem wir zusammen sein möchten, ist dies immer ein Prozess, der mit Zeit und auch Veränderungen einhergeht.

Um die Zeit genauer definieren zu können gibt es unterschiedliche wissenschaftliche Zugänge zu diesem Thema. Diese Bereiche werden definiert in Physik, Ökonomie, Soziologie, Psychologie und Biologie.

3.2. Vorstellung von Zeit aus der Sicht der Wissenschaft

Im naturwissenschaftlichen Verständnis ist Zeit objektiv messbar. Physiker wie Isaac Newton oder Albert Einstein haben versucht, in ihren Büchern bzw. Theorien aufzuzeigen, was Zeit an sich ist[10]. Sie haben das Zeitverständnis der Gesellschaft geprägt. Auch heutzutage wird die Physik als Leitwissenschaft betrachtet, wenn es um das Thema Zeit geht. Stephen Hawking fasste das Thema Zeit ebenfalls in seinem Bestseller *Eine kurze Geschichte der Zeit* nochmals auf und machte das Wesen der Zeit in der Physik populärer denn je.

Die Ökonomie bezieht sich bei dem Thema Zeit auf Bereiche wie Arbeitsleistung oder Erfolgskennzahlen. Häufig werden monetäre Aspekte sowie Be- und Auslastungen im Zeitkontext untersucht.

Die Soziologie strukturiert die Vergangenheit und Vergangenes. Soziologische Ansätze beschäftigen sich mit Entstehungsbindungen von Zeit, relativ ist Zeit auch im Rahmen der Lebenslauf- und Biografieforschung. Zeit wird nicht als objektiv verstanden, sondern ergibt sich aus Abstimmung und Angleichung subjektiver Vorstellungen von Zeit[11].

Die Psychologie beschäftigt sich mit der subjektiven Wahrnehmung von Zeit mit dem Zeit Erleben dem Zeitbewusstsein.

3.3 Chronobiologie

Immer mehr Menschen sehen sich in einer zunehmend komplexen Arbeitswelt mit einem drastisch wachsenden Druck konfrontiert. Unter dem Einfluss von Globalisierung, Digitalisierung und Vernetzung wächst nicht nur der Workload unaufhaltsam, sondern auch Erwartungen, Ansprüche, Tempo und Kommunikationsaufwand nehmen rapide zu[12]. Ein weiterer Aspekt ist, dass Arbeitsabläufe häufig nicht mehr im Voraus geplant werden können. Durch viele interne und externe Störungen ist es nahezu unmöglich, einen Arbeitsauftrag am

---

10 vgl. Morgenroth, (2008), S. 30
11 vgl. Dimbath (2013), S. 64–69
12 vgl. Baus, (2015), S. 9

Stück zu bearbeiten. Die Konzentrationsfähigkeit leidet darunter stark. Bei vielen Menschen entsteht dadurch ein Gefühl der Überforderung und oftmals daraus resultierende stressbedingte Erkrankungen. Dabei liegt es nicht nur an äußeren Faktoren, dass wir überfordert sind und uns dem Druck der Gesellschaft nicht mehr gewachsen fühlen. Die Ursache solcher Situationen liegt oft in unserem eigenen Verhalten.

Die Chronobiologie ist ein interdisziplinärer Ansatz der Verhaltensforschung zwischen Physiologie, Endokrinologie, Neurowissenschaften oder Molekularbiologen[13]. Anliegen der Chronobiologie ist es, die inneren Uhren von Lebewesen zu verstehen und zu beschreiben. Chronobiologie ist also die Lehre der zeitlichen Abläufe in Lebewesen. In der Alltagssprache wir hier auch von der inneren Uhr gesprochen. Die innere Uhr ist ein innerer, biologischer Rhythmus. Sie hat einen großen Einfluss auf die Funktionen des Körpers. Jeder Mensch ist individuell und hat daher auch eine andere innere Uhr, die von sogenannten Chronotypen bestimmt wird. Welcher Chronotyp man ist, hängt von einigen Einflussfaktoren ab: die Gene, dem Alter, dem Geschlecht und der Lichtexposition. Morgenmenschen bspw. erbringen früh morgens Höchstleistungen und die Leistungsfähigkeit lässt im Laufe des Tages nach. Nachtmenschen hingehen sind morgens kaum leistungsfähig, dafür nimmt die Leistungsfähigkeit im Laufe des Tages zu. Früh- und Spättypen weichen in ihrer natürlichen Einschlafzeit und ihrer natürlichen Aufwachzeit voneinander ab. Daraus ergeben sich individuelle zeitliche Unterschiede in der Leistungsfähigkeit. Die innere Uhr wird oftmals von äußerlichen Faktoren wie Arbeitsbeginn oder Terminen negativ beeinflusst. Die Abweichungen zwischen der innerlichen Uhr und den äußeren Faktoren wird auch sozialer Jetlag genannt. Dieser wird von den Menschen in den unterschiedlichsten Weisen kompensiert bspw. durch einen Kaffee in der Früh oder einer Schlaftablette am Abend.

3.4 Zeitbewusstsein

Zeitbewusstsein ist die Art und Weise, in der man vergangene Ereignisse subjektiv interpretiert, über die Gegenwart reflektiert und über die Zukunft nachdenkt. Wir erleben Zeit, indem wir Vorgänge in einer Abfolge wahrnehmen, die sich in ein Vorher (Vergangenheit), ein Jetzt (Gegenwart) und ein eventuell projiziertes Später (Zukunft) einordnen lassen. *Ilse E. Plattner (1990)* entwickelte

[13] vgl. Lewin, 1963

ein Modell des Zeitbewusstseins. Sie spricht in ihrem Modell von drei Komponenten, die gemeinsam das Zeitbewusstsein bilden. Die Komponenten sind Zeiterleben, Umgang mit der Zeit und die Zeitperspektive.

Das **Zeiterleben** beschreibt das subjektive Erleben von Zeit. Je aktiver ein Mensch ist, desto mehr Erlebnisse werden empfunden. Die Zeit vergeht subjektiv bei hohem Aktivitätsgrad schneller. Ein weiteres Beispiel für Zeiterleben ist die Langeweile. Langweilen sich Menschen, haben sie oft das Gefühl, dass die Zeit einfach nicht vergeht. Einflussfaktoren, wie man die Zeit erlebt, sind u. a. Lebensalter, Persönlichkeit oder auch die Stimmung der jeweiligen Person.

Der Begriff **Zeitperspektive** umfasst den aktuellen Bezug auf Vergangenheit, Gegenwart und Zukunft. *„Die Gesamtheit der Ansichten eines Individuums über seine psychologische Zukunft und seine psychologische Vergangenheit, die zu einer gegebenen Zeit existieren, kann ‚Zeitperspektive' genannt werden"*[14]. Zeitperspektiven können vergangenheitsorientiert, gegenwartsorientiert und zukunftsorientiert sein.

Vergangenheitsorientierte Menschen orientieren sich nach Erlebnissen in ihrer Vergangenheit und schauen so entweder positiv oder negativ auf das Erlebte zurück. Dieser Rückblick wird dann mit der bevorstehenden Arbeit in Kontext gesetzt. Je nachdem, wie die Arbeit in der Vergangenheit empfunden wurde, geht die Person mit einem positiven oder negativen Gefühl heran.

Gegenwartsorientiere Menschen haben ebenfalls eine positive oder negative Sicht auf ihr Leben. Es gibt Menschen, die im Hier und Jetzt leben und Spaß dabei haben. Sie gehen gerne Risiken ein und streben danach, ihr Leben zu genießen. Diese Gegenwartsorientierung nennt man hedonistische Gegenwart. Auf der anderen Seite gibt es die fatalistische Gegenwart. Hier sind Personen gemeint, die sich als Opfer sehen, dem Schicksal ausgeliefert und einen Ausweg dafür finden.

Als letzten Punkt werden die zukunftsorientieren Gruppen genannt. Menschen, die ihre Zukunft strukturiert planen. Hierzu zählen vor allem Aufgaben und Handlungen in Bezug zu ihrer Zielsetzung.

Umgang mit der Zeit ist ein individuelles Problem. Wie möchte ich meine Zeit verbdingen und wie nicht. Menschliches Handeln ist stets an Zeit gebunden. Die

---

14 vgl. Lewin , 1963

Menschen wollen möglichst jede Minute nutzen und keine Sekunde verschwenden. Die Aussage „ich habe keine Zeit" wird oftmals falsch definiert. Denn meistens haben die Personen keine Zeit für etwas Bestimmtes und das nicht, weil sie keine Zeit haben, sondern weil sie ihre kostbare Zeit nicht damit verbringen wollen.

3.5 Praxisbeispiel und Fazit

Praxisbeispiel bezogen auf eine Fernstudentin, die neben ihrem Studium arbeitet und eine Familie mit zwei Kindern hat.

"Wer leben will, der muss sich Zeit nehmen. Ohne Zeit gibt es kein Leben", dieses Zitat von *Anselm Grün* soll ein erster Indikator sein, wie man seine Zeit am besten plant. Die Planung der Zeit macht den entscheidenden Unterschied, wenn es darum geht, Stress zu reduzieren und dabei eine gleichbleibend hohe Arbeitsqualität zu liefern. Einen Plan zu erstellen, in dem man Studium, Kinder und Arbeit einbezieht, ist nicht einfach. Deshalb ist es wichtig, sich selbst vor Augen zu halten, was wichtig ist und wie viel Zeit ich am Tag damit verbringen möchte oder auch muss. Bei der Planung ist es sehr sinnvoll, eine Wochen- oder Tagesplanung anzustreben. Selbstverständlich können in der Planung immer wieder eigene Änderungen vorgenommen werden. Dadurch wird etwas Flexibilität geschaffen. Es ist trotz des flexiblen Ablaufs wichtig, sich vor Augen zu führen, welche Aufgaben in der Woche oder an dem Tag anstehen und was man bis zum Ende des Tages oder der Woche erledigt haben möchte. Als Fernstudentin mit Kindern und einem Job ist es nicht möglich, immer nach der inneren Uhr zu gehen. Die Kinder müssen zu einer bestimmten Uhrzeit in die Schule und man selbst muss arbeiten gehen. Es ist trotzdem wichtig, Teile der inneren Uhr in den Tagesablauf einzuschließen. Nachtmenschen sollten daher die Zeit am Abend nutzen, um für das Studium zu lernen. Die Kinder sind schon im Bett und man kann sich vollkommen auf das zu Erlernende konzentrieren. Morgenmenschen können in der Früh diesen Vorgang bearbeiten. Die Familie sollte in die Planung mit einbezogen werden, um darin enthaltene Störungen weitgehend zu minimieren. Neben der Familie ist der Beruf ein großer Einflussfaktor der Zeitplanung. Doch nicht nur die Planung, sondern auch das persönliche Wohlempfinden im Beruf ist von Wichtigkeit.

Da der Beruf einen sehr großen Einfluss auf die Lebensqualität hat, ist es wichtig, sich eine gute Arbeitsqualität zu schaffen. Hier sollen die positiven Eindrücke im Gegensatz zu negativen Belastungsfaktoren überwiegen, denn negative Faktoren auf der Arbeit können weitfolgende Konsequenzen haben, die das Leben insgesamt belasten. Es ist nicht immer einfach, dem wachsenden Workload gerecht zu werden. Die steigenden Kommunikationsanforderungen und Leistungserwartungen führen zu immer wiederkehrenden Stresssituationen. Man muss sich hier selbst vor Augen führen, ob die Menge und Intensität der Arbeit in einem gesunden Verhältnis zu den Dingen stehen, die einem im Leben sonst noch wichtig sind. Ein gesundes Maß an Arbeit wird uns fordern, aber nicht dauerhaft überfordern.

Die Zeit und deren Einteilung in unser Leben ist ein täglich immer wiederkehrender Prozess. Zeit ist eine Ressource, die wir uns nicht kaufen können. Jeder Tag hat 24 Stunden, nicht mehr und nicht weniger. Es ist uns selbst überlassen, wie wir unsere Zeit verbringen und wie wir unsere Tage gestalten. Wichtig hierbei ist es, die innere Uhr nicht außer Acht zu lassen, denn diese hat einen großen Einfluss auf unsere körperliche und geistige Gesundheit. Sobald es uns gelingt, den Spagat zwischen der inneren Uhr und den äußerlichen Faktoren in Einklang zu bringen, haben wir die Möglichkeit, ein ausgeglichenes Leben zu führen.

Literaturverzeichnis

Baus, L. (2015). *Selbstmanagement: Die Arbeit ist ein ewiger Fluss: Gelassener arbeiten und besser leben* (1. Aufl. 2015 Aufl.). Springer Gabler.

Bergmann, M. (2018). *Zeitmanagement:: Mit Erfolg Produktivität steigern und Selbstorganisation verbessern* (2. komplett überarbeitete Auflage). Independently published.

Caspar, I., Heim, A. & Buchenau, P. (2019). *Der Anti-Stress-Trainer für Erzieher: Mit Kreativität und eigener Anleitung zum entspannteren Umgang mit Stress!* (1. Aufl.). Springer Gabler.

Die Debatte um PowerPoint. (2004). Justus-Liebig-Universität Gießen. https://www.uni-giessen.de/fbz/zmi/das-zmi/publikationen/dossiers/powerpointdebatte

Dimbath, O. (2016). *Soziologische Zeitdiagnostik* (1. Aufl.). UTB GmbH.

Ehlert, U., von Känel, R. & von Känel, R. (2010). *Psychoendokrinologie und Psychoimmunologie.* Springer Publishing.

Frey, U. (2016). *Strategieentwicklung für Sie und Ihr Unternehmen.* SpringerLink. https://link.springer.com/chapter/10.1007/978-3-658-14833-1_2?error=cookies_not_supported&code=5b37e405-2bd6-404b-9f10-9345e2df7075

Krist, S. (2015). *PowerPoint-Präsentation.* SpringerLink. https://link.springer.com/chapter/10.1007/978-3-662-45062-8_5?error=cookies_not_supported&code=ff9dd8e8-05e6-4301-a3ec-4d8349d9aa8e

Lewin, K., Frey, D. & A;Lohr, L. W. (2012). *Feldtheorie in den Sozialwissenschaften: Ausgewählte theoretische Schriften* (2. Aufl.). Hogrefe AG.

Mai, J. (2018). *Die Karriere-Bibel: Definitiv alles, was Sie für Ihren beruflichen Erfolg wissen müssen* (2. Aufl.). dtv Verlagsgesellschaft.

Morgenroth, O. (2007). *Zeit und Handeln: Psychologie der Zeitbewältigung* (1. Aufl.). Kohlhammer.

Schneider, M. & Mustafić, M. (2015). *Gute Hochschullehre: Eine evidenzbasierte Orientierungshilfe.* Springer Publishing. https://doi.org/10.1007/978-3-662-45062-8

Statista. (2021, 19. Oktober). *Umfrage zur Nutzungshäufigkeit von PowerPoint zur Präsentationserstellung 2018.* Abgerufen am 8. März 2019, von https://de.statista.com/statistik/daten/studie/879656/umfrage/umfrage-zur-nutzungshaeufigkeit-von-powerpoint-zur-praesentationserstellung/

Tufte, E. R. (2003). *The Cognitive Style of Power Point.* B&T.

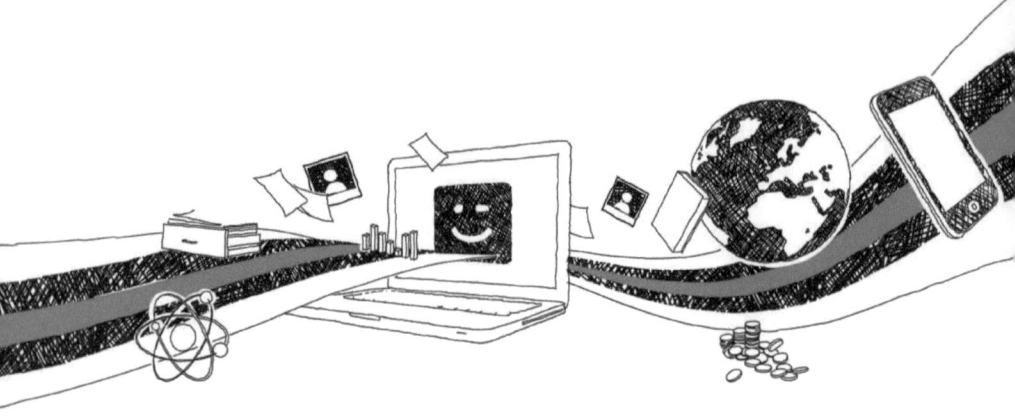
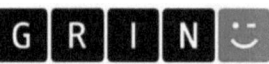